DE LA

PHLEGMATIA ALBA DOLENS

DANS

LA FIÈVRE TYPHOIDE

PAR

F. D'ALBUQUERQUE CAVALCANTI
Docteur en médecine de la Faculté de Paris.

PARIS
A. PARENT, IMPRIMEUR DE LA FACULTÉ DE MÉDECINE
A. DAVY, successeur
31, rue Monsieur-le-Prince, 31

1883

DE LA

PHLEGMATIA ALBA DOLENS

DANS

LA FIÈVRE TYPHOIDE

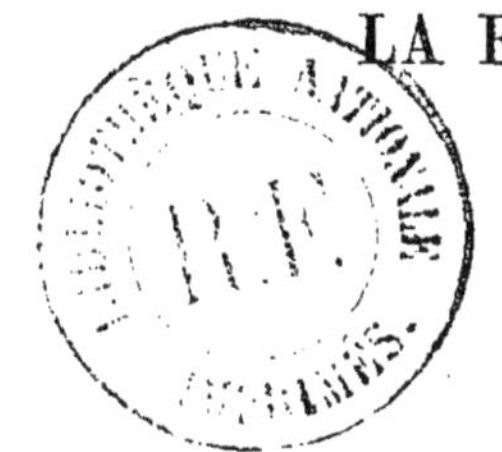

PAR

F. D'ALBUQUERQUE CAVALCANTI
Docteur en médecine de la Faculté de Paris.

PARIS
A. PARENT, IMPRIMEUR DE LA FACULTÉ DE MÉDECINE
A. DAVY, successeur
31, rue Monsieur-le-Prince, 31

1883

A LA MÉMOIRE DE MON PÈRE

Regrets éternels !

A MA MÈRE CHÉRIE

Amour et reconnaissance !

A MES FRÈRES

DOCTEUR J.-A. D'ALBUQUERQUE CAVALCANTI
DOCTEUR A.-A. D'ALBUQUERQUE CAVALCANTI
DOCTEUR L. D'ALBUQUERQUE CAVALCANTI

Tout pour vous !

A MES AUTRES FRÈRES ET SŒURS

A MES BEAUX-FRÈRES

A MON EXCELLENT PARRAIN

LE MAJOR F. VAS CAVALCANTI

A MES MAITRES ET AMIS

B. BERGONDI ET F. G. PROVENZALI

Professeurs à Rome.

A MON COLLÈGUE ET MEILLEUR AMI

DOCTEUR R.-P. DE MAGALHAÈS

Reçois ce faible gage d'une amitié inaltérable.

A S. Exc. LE VICOMTE D'ITAJUBA

Ancien ministre du Brésil à Paris.

A M. LE CHEVALIER A. D'ARAUJO

Chargé d'affaires du Brésil à Paris.

A MES AMIS

A. CATALAN ET SA FAMILLE, E. LEROUX,
MAX-WEINBAC, LÉON FEVRIER, H. DUPONT,
E. CARRIERE, J. BOISSIÈRE, P. GIRONSE.

A MES AMIS ET COLLÈGUES

DOCTEUR PEDRO MOREU Y CAVALIERY,
DOCTEUR PIERRE BONDAREFF,
DOCTEUR G. CONDOLEON,
DOCTEUR ADEODATO FIALHO
ET JOAO FIALHO.

A TOUS MES AMIS.

A TOUS MES COLLÈGUES.

A MON MAITRE

M. LE DOCTEUR LEGROUX

Professeur agrégé à la Faculté de médecine de Paris.
Médecin de l'hôpital Laënnec.

Et levis hæc meritis referetur gratia tantis.

(OVIDE.)

A MON PRÉSIDENT DE THÈSE

M. LE PROFESSEUR PETER.

Médecin de l'hôpital de la Charité,
Membre de l'Académe de Médecine,
Officier de la Légion d'honneur.

A TOUS MES MAITRES.

AVANT-PROPOS.

Ayant eu l'occasion d'observer dans les hôpitaux de Paris quelques cas de *phlegmatia alba dolens* dans la convalescence de la fièvre typhoïde et étant surtout frappé de la suite toujours bénigne de cet accident, nous déterminâmes d'en faire le sujet de notre thèse inaugurale.

Tout en étudiant cette complication et au point de vue de son histoire, de ses symptômes et de sa pathogénie, nous avons en vue cependant de démontrer : 1° que la phlegmatia n'est pas une complication rare de la dernière période de la dothiénentérie, comme le soutenait Begbie en 1872, Stewart en 1877 et Veillard en 1881, et surtout, 2° que son pronostic, lorsqu'elle est seule, est loin d'avoir la gravité dont parle Hic (Louis), dans sa thèse de 1877.

Les faits étant les meilleurs arguments, nous avons cherché toutes les observations de phlegmatia alba dolens, qui se rapportaient à notre sujet, parues jusqu'à ce jour ; nous avons en outre écrit au professeur Bacelli (de Rome) afin d'obtenir de nouveaux renseignements et d'autres observations:

nous réunirons tout ces faits à ceux qui nous sont personnels ou qui nous ont été communiqués à Paris, et, en présence alors du nombre et du résultat de chacun, nous tirerons une conséquence qui sera légitime et vraie, parce que, fondée sur des faits cliniques nombreux et rigoureusement observés.

Nous saisirons l'occasion de ce travail pour remercier d'une façon toute particulière M. le Dr Legroux, professeur agrégé, de ses bienveillants et savants conseils, par lesquels notre tâche est devenue et moins pénible et plus sûre. Je tiens à remercier aussi le professeur Bacelli des précieux documents qu'il a bien voulu m'envoyer de Rome, ainsi que MM. les Drs Gouraud et Duguet, dans le service desquels j'ai pris des observations.

DE LA

PHLEGMATIA ALBA DOLENS

DANS LA

FIÈVRE TYPHOIDE

HISTORIQUE.

L'histoire de la *phlegmatia alba dolens* dans la fièvre typhoïde date de 1823, époque dans laquelle Bouillaud, alors interne, la signala pour la première fois et rapporta ainsi la première observation d'hydropisie passive, d'infiltration séro-œdémateuse du membre abdominal dans la maladie appelée, dans son temps, fièvre ataxo-adynamique, qui n'est autre que la fièvre typhoïde de nos auteurs modernes.

Albert (Virginie), âgée de 21 ans, rapporte Bouillaud (1), était affectée d'une fièvre ataxo-adynamique dont le début

(1) Buillaud, Arch. gén. méd., 1re série, 1823.

datait d'environ trois semaines, lorsqu'elle entra à l'hôpital Cochin le 9 novembre 1822. A cette époque, elle avait le membre gauche infiltré et douloureux... Elle succomba neuf jours après son entrée. A l'autopsie cadavérique, on trouva les veines du membre infiltré oblitérées par un long caillot solide rougeâtre, fibrineux, comme charnu, et qui s'étendait jusqu'à la veine cave inférieure. Les veines du membre opposé contenaient du sang liquide. Leur membrane interne était moins rouge que celles des veines oblitérées.

Après Bouillaud, Chomel (1) semble lui aussi faire mention de ces coagulations veineuses pendant le décours de certaines fièvres de longue durée, lorsqu'il dit : « On observe souvent de l'œdème des extrémités inférieures à la suite des affections aiguës dont la durée a été longue et qui, dans quelques cas, à la suite des fièvres graves, prolonge considérablement la convalescence. Le plus souvent cet œdème est si peu appréciable, qu'il ne fixe même pas l'attention du malade, et disparaît à mesure que le sujet reprend ses forces et ses habitudes. Dans quelques cas, il est plus prononcé, et même est accompagné *d'un peu de douleur et d'une légère élévation de la température de la peau.* C'est autour des malléoles qu'apparaît ordinairement cet œdème, d'où il gagne la jambe, au-dessus de laquelle il est très rare qu'il s'élève ».

Cet accident, dont parle Chomel, a été aussi si-

(1) Chomel. Leçons clin méd., t. I, p. 53.

gnalé, dans les mêmes conditions, par Louis, Forget et Andral.

En 1845, ces descriptions, quelques peu vagues, furent éclaircies et confirmées d'une façon catégorique par Bouchut, qui, dans un mémoire très remarquable sur les phlegmatias cachectiques, rapporte, entre autres observations de cette complication, un cas lié à la dernière période de la fièvre typhoïde et qui fut suivi de mort après soixante-cinq jours de maladie.

Un an plus tard (en 1846), Trousseau appelait l'attention sur ce sujet dans le Bulletin de thérapeutique de cette même année.

« De tous les accidents, écrivait-il, qui peuvent compliquer la fièvre typhoïde à ses diverses périodes, la phlegmatia alba dolens est bien sans contredit le moins commun. Elle se montre si rarement dans cette grave maladie, qu'un assez grand nombre de pathologistes l'ont pu passer complètement sous silence. Il y a quelques années, la phlegmatia alba dolens, l'œdème douloureux, était regardé généralement comme une affection spéciale à l'état puerpéral. Des observations nombreuses ont fait reconnaître son existence dans d'autres maladies, la phthisie, par exemple, et son origine toujours liée à une inflammation avec oblitération des veines des membres qu'elle envahit. Le fait suivant (nous donnons ci-après son observation) est donc intéressant par sa rareté, et peut s'ajouter utilement au petit nombre que possède la science (1).

Première observation de Trousseau. — Une fille, âgée de 21 ans à peu près, entre à l'hôpital Necker vers la fin d'août 1846 (salle Sainte-Anne, n° 1). Elle était depuis plusieurs jours déjà aux prises avec une fièvre typhoïde des plus caractérisées et qui s'accompagnait de quelques phénomènes ataxiques. On administra tous les jours d'abord, puis bientôt à des intervalles un peu plus éloignés, des purgatifs salins et, sous l'influence de cette médication, les symptômes typhoïdes s'amendèrent très notablement... La convalescence semblait sur le point de s'établir vers le troisième septénaire, lorsqu'un matin, à la visite, la malade accusa une douleur extrêmement vive qui était survenue subitement pendant la nuit dans le membre inférieur gauche. En examinant, on constatait une infiltration séreuse générale du pied et de la jambe, avec tension et rénitence de la peau dont la couleur luisante contrastait avec celle du côté opposé ; la douleur était peu considérable à la partie antérieure de la jambe, mais au niveau elle acquérait, et surtout à la pression, une très grande intensité.

En portant la main dans le creux poplité, on sentait un cordon dur et douloureux, évidemment formé par la veine poplitée, oblitérée... Le membre pelvien tout entier était engourdi, et la marche était devenue impossible.

Malgré cette complication, la convalescence s'établit bien franchement. L'œdème diminua peu à peu, et bien qu'aujourd'hui, 3 octobre, il en reste encore des traces ; la malade cependant peut rester levée la plus grande partie du jour ; la douleur et l'infiltration œdémateuse s'exagèrent un peu par la marche, mais ne sont pas assez considérables pour l'empêcher complètement.

(1) Quelques semaines plus tard, Trousseau signalait, dans ses leçons cliniques de l'Hôtel-Dieu, t. I, p. 363, un autre cas de thrombose chez une de ses nièces vers le quarantième jour d'une fièvre typhoïde.

Après Trousseau, Magnus Huss, en 1856, et Griesinger, en 1855, insistent sur cette complication du dernier stade de la dothiénentérie, sans apporter cependant d'autres observations nouvelles.

En 1857, Virchow publia, dans un travail sur l'embolie pulmonaire, deux observations de phlegmatia typhique, dans lesquelles cet accident fut suivi de mort subite.

Leudet, en 1858, rapporte l'observation suivante, et il ajoute qu'elle a été la seule qu'il a vue dans sa clinique médicale.

Une femme, âgée d'une quarantaine d'années, atteinte de fièvre typhoïde dans le cours de l'année dernière. A la suite d'accidents graves, accompagnés d'une hémorrhagie intestinale, survint un œdème d'un seul membre inférieur avec douleur dans le mollet et au pli inguinal... La palpation de la partie interne et supérieure de la cuisse permettait de reconnaître sur le trajet des veines saphène interne et crurale un cordon dur et douloureux formé par la coagulation du sang dans l'intérieur de ce vaisseau... L'œdème, après avoir duré quelques semaines, disparut complètement ; mais la veine ne recouvra pas sa perméabilité.

Dans cette même année Tambareau signalait deux fois cette complication, et Werner, en 1860, dans une thèse soutenue à Paris, non seulement insiste sur les faits antérieurs à lui, mais en apporte des nouvelles observations.

L'année suivante, le Dr Léon Sorbets publiait aussi deux cas inédits et, on peut le dire, depuis lors cette complication n'étonna personne, car déjà en

1863, le Dr Bucquoy écrivait, dans sa thèse d'agrégation, que la phlegmatia alba dolens du membre inférieur à la période terminale, cachectique en quelque sorte, de la fièvre typhoïde, était d'observation vulgaire (1).

Plus tard, en 1870, Betke (thèse de Berlin) écrivait qu'il avait constaté 24 fois cette complication chez des dothiénentériques.

Murchison (en 1873) rapporte 17 observations de cet accident, toujours chez les dothiénentériques, et il ajoute : « Le thrombus veineux qu'on observe fréquemment dans le typhus est une complication également fréquente dans la fièvre typhoïde, quoiqu'une opinion contraire ait été exprimée par Stewart en 1857 et Bigbie en 1872 (2). »

Dans cette même année Colin (3) et Martineau (4) en signalent des nouveaux exemples. Suivent les travaux de Girardot (deux observations, th. 1875); Dumontpallier (1 observation, Gaz., des hôp., 1877); Chouppe, qui signale avoir vu dans cinq ans 8 à 10 cas; Dr Vidal et Thomas Cole (5) (2 observations très intéressantes); Dupeiron (1 observation, 1877) ; Hic (Louis) (5 observations, 1877) ; Bouchard (2 observa-

(1) Bucquoi. Th. d'agrégat. 1863, p. 35 (Paris).
(2) Murchison. Trad. française (la fièvre typhoïde). Paris, 1878.
(3) Colin. Recueil de mém. de méd. militaire.
(4) Cité par Homolle. Revue des sciences méd., 1878.
(5) Cité par Veillard. Thèse de Paris, 1881.

tions, 1878); Carreau (1 observation, 1879); Dr Sorel (2 observations, 1880 (1); et finalement Veillard (6 observations, thèse de 1881). C'est le dernier travail qui a été fait sur la phlegmatia alba dolens dans la fièvre typhoïde.

OBSERVATION I (personnelle).

Fièvre typhoïde : phlegmatia alba dolens. (Guérison.)

Mallome (François), âgé de 23 ans, maçon. Entré à l'hôpital Saint-Antoine dans le service de M. le Dr Gouraud salle Aran, lit n° 6) le 15 octobre 1882.

Après deux septénaires d'une fièvre typhoïde bien caractérisée, mais à allures bénignes, le malade entrait en convalescence. La température était de 37°, le matin; 37,2, le soir. Cet état persista sans autre accident jusque vers la fin du troisième septénaire. L'aspect du malade était plus gai, l'appétit commençait à se montrer, les nuits étaient calmes, et on consentit même à ce qu'il se levât quelques instants sur un fauteuil.

A ce moment, Mallome se plaignit à la visite de douleurs lancinantes du côté du membre abdominal gauche : les mouvements de la jambe étaient gênés et causaient de la douleur.

A l'examen, on constate une augmentation de volume de la jambe, la pression est douloureuse au niveau du mollet et au pli de l'aine. (La température est de 38,3 le matin, 39,5 le soir.)

Le lendemain, 5 novembre, la jambe est très œdématiée, dure et luisante, la cuisse avait aussi augmenté de volume. On ne constate pas encore nettement le cordon dur de la crurale, mais, par contre, les veines superficielles sont dilatées et forment des traînées bleuâtres qui contrastent avec la

(1) Bull. de la Soc. des hôp. Paris, 1880.

couleur blanc mat de l'œdème. La température oscille entre 38,6 et 39°.

Le 7. Le membre est toujours considérablement œdématié, on constate bien le cordon dur de la crurale thrombosée. Les douleurs spontanées se sont calmées. L'état général est satisfaisant. La température se maintient à 39° le soir.

Le 11. L'œdème commence à diminuer; les douleurs spontanées ont complètement disparu, les points douloureux de l'aine et du mollet persistent. (Temp. 37°, le matin, 38,2, le soir.)

Le 13. L'œdème est presque complètement disparu de la cuisse et a beaucoup diminué dans la jambe, où il est surtout notable au niveau des malléoles; l'état général continue à être bon. (Temp. 38° le soir.)

Le 16. La jambe est revenue à l'état normal, sauf au niveau des malléoles, où le doigt produit encore une légère cupule. La température est normale.

Le 18. L'œdème de la jambe est complètement disparu, les pressions du doigt au niveau du mollet et de l'aine produisent à peine une douleur obtuse. Le malade a bon appétit et la convalescence retardée se montre franche : les nuits sont bonnes, le sommeil tranquille, les forces reviennent.

Rien de nouveau à constater jusqu'au 7 décembre : le malade se levait dans la journée, quelques instants, et commençait à prendre des forces. A ce moment, la jambe droite commença à s'enfler et, le 8 décembre, au moment de la visite, on constata un œdème général du membre; la jambe était comme engourdie, mais l'œdème paraissait moindre et les douleurs étaient moins vives que pour la phlegmatia du membre gauche. (La température du matin était de 37,8, celle du sori, de 39°.)

9 décembre. L'œdème persiste, mais il est presque mou, les points douloureux sont constatés à l'aine et au mollet. Le malade dort bien la nuit. On ne constate pas nettement le cordon veineux.

Le 10. On trouve que la cuisse diminue, ainsi que le

mollet. Les malléoles cependant sont encore bien œdématiées. (Temp. normale.)

Le 15. A partir de ce jour, il n'y a plus rien à noter dans l'état du malade. On le tient au lit crainte de rechute jusqu'au 20 décembre, époque dans laquelle on permet qu'il se lève quelques instants dans la journée. L'état général a beaucoup gagné.

Le 24. Le malade part en convalescence pour le Vésinet, complètement guéri de sa phlegmatia.

OBSERVATION II (personnelle).

Fièvre typhoïde, phlegmatia alba dolens. (Guérison.)

La nommée Ferata (Ernestine), blanchisseuse, âgée de 26 ans, entre le 7 décembre 1882 à l'hôpital Laënnec, lit n° 10, salle Claude Bernard, service de M. le Dr Legroux, professeur agrégé.

La femme Ferata venait de rentrer en convalescence d'une fièvre typhoïde qui avait débuté le 5 octobre et qui avait duré un mois.

Du 4 novembre en avant, la fièvre avait fini par disparaître, et, le 18 de ce même mois, son médecin lui avait permis de se lever une ou deux heures par jour sur un fauteuil.

Le 25 novembre, en se levant, la malade sentit une légère douleur dans la région du mollet droit, qui lui parut un peu tendu et douloureux à la pression. Cependant cette douleur étant presque insignifiante; la malade l'attribua à la faiblesse causée par la fièvre.

Le 29. Elle ne sentit plus rien au mollet droit qui semblait normal, mais, au contraire, se plaignit vivement de douleurs lancinantes au mollet gauche, qui selon elle *était dur comme le fer*, et avait déjà beaucoup gagné en volume sur le mollet droit.

Du 29 novembre au 2 décembre, la cuisse avait, elle aussi, pris un volume assez grand; les douleurs lancinantes persistaient, la moindre pression le long du trajet des vaisseaux fémoraux, et au niveau du mollet, faisait pousser des cris à la malade. Un cordon dur était perceptible à la main dans cet endroit. Il y avait exagération de la sensibilité, car le moindre frottement dans cette région réveillait des douleurs atroces.

Vers le 4 décembre, la saphène interne parut thrombosée dans la partie inférieure de la jambe. La malade dit avoir senti à ce point que la veine était dure et douloureuse.

Le 7 décembre, elle se faisait conduire à l'hôpital, où il fut constaté que la crurale était thrombosée, et que la coagulation de la saphène faisait des progrès vers la partie supérieure de la jambe. On percevait très nettement le cordon formé par cette veine qui d'ailleurs faisait saillie à travers la peau, et dont le contact était très douloureux pour la malade. La cuisse était très œdématiée et surtout le mollet. La température était de 37,6 le matin, et 38,4, le soir.

Le 18. L'œdème a commencé à diminuer, la température est revenue à la normale : les douleurs spontanées ont disparu, le point douloureux du mollet reste encore sensible à la pression, la saphène est complètement thrombosée. Une pression légère du doigt à ce niveau provoque encore des douleurs vives. On frictionne légèrement le membre avec de l'huile chloroformée. La jambe fortement fléchie sur la cuisse dès l'entrée de la malade à l'hôpital conserve encore cette position. On l'a enveloppée avec du coton sans aucun bandage et on l'a placée sur un coussin.

Vers le commencement de janvier, la cuisse était presque revenue à l'état normal, le mollet a beaucoup dimiuué; on y provoque encore par la pression une légère douleur. Le point douloureux de l'aine a disparu ainsi que le cordon dur de la crurale thrombosée. La saphène interne est toujours obstruée et douloureuse. L'état général de la malade est très satisfaisant, l'appétit, un peu diminué par les souffrances du commencement, commence à se montrer de nouveau impérieux.

Le 9. La saphène, toujours thrombosée, fait encore beaucoup souffrir la malade. On ordonne de placer dans son trajet un long vésicatoire de deux travers de doigt. La cuisse est presque normale, le mollet quoique encore œdématié a beaucoup perdu en volume; les malléoles et le cou-de-pied laissent à la pression du doigt une cupule assez marquée.

Le 11. La cuisse est revenue à l'état normal; on constate encore un point douloureux du mollet en pressant cet endroit avec la main. Le vésicatoire qu'on a placé le long de la saphène semble avoir produit un effet favorable: la malade souffre moins et a pu dormir la nuit.

Le 12. L'amélioration continue, le mollet commence à prendre déjà son aspect normal; on y provoque cependant encore de la douleur, mais très obtuse. Le vésicatoire est pansé avec de la poudre d'amidon; le trajet de la saphène, qui est encore en grande partie obstruée, est beaucoup moins douloureux cependant. L'état général de la malade est excellent; l'appétit se conserve bien, les nuits sont calmes et le sommeil réparateur. Le membre est moins fléchi; on le tient toujours enveloppé lâchement avec de la ouate.

Le 15. Moyennant le vésicatoire, la douleur et la raideur de la saphène ont disparu; au toucher, on constate que la veine est complètemenl libre. Le membre qui était encore quelque peu fléchi est presque dans son état normal maintenant. L'œdème du mollet est, lui aussi, disparu; on ne constate qu'une légère enflure des malléoles pouvant à peine laisser l'empreinte du doigt. Etat général excellent.

Le 17. La malade est complètement guérie de sa phlegmatia; on la retient couchée cependa nt, crainte de rechute

OBSERVATION III (personnelle).

Fièvre typhoïde, phlegmatia alba dolens. (Guérison.

Le nommé Eugène (Bastien), âgé de 24 ans, doreur, rentre à l'hôpital Lariboisière le 30 septembre 1882, salle Saint-Vincent-de-Paul, lit n° 33 bis, service de M. le Dr Duguet.

Le malade dit avoir eu une fièvre typhoïde qui avait commencé vers le 26 septembre, et qui avait duré à peu près deux semaines.

10 octobre. Il commençait déjà à manger un peu, la fièvre avait complètement cessé.

Le 12. Il se réveilla le matin avec des douleurs lancinantes du côté du membre abdominal gauche, la jambe était endolorie, impuissante, et tout le membre œdématié, surtout le mollet. Le lendemain l'œdème avait augmenté et le malade, lui-même, constata, tout le long du trajet de la crurale, une espèce de cordon dur qui à la pression, même légère, provoquait des douleurs atroces. En cherchant avec le doigt dans le creux poplité, le malade dit avoir senti un noyau dur et douloureux. Le membre thrombosé resta œdématié jusque vers la fin d'octobre, et depuis lors commença à diminuer chaque jour, en sorte que le 15 novembre on ne percevait qu'une légère enflure autour des malléoles. Les points douloureux avaient disparu ; le malade quitta l'hôpital pour aller en convalescence à Vincennes. Il boitait encore un peu.

A Vincennes le malade allait très bien ; il ne boitait plus, et son état général semblait très satisfaisant.

Le 8 décembre, en se levant, le malade n'a pu poser le pied à terre, des douleurs atroces tout le long du membre le forcèrent de rester couché. Le mollet était fortement œdématié et tendu. Il y avait une exagération de la sensibilité tout le long de la face interne de la jambe; le moindre frottement était très pénible et presque insupportable. La cuisse était intacte. Il s'agissait d'une thrombose incomplète de la saphène interne. On prescrit, chaque deux jours, un bain amidonné d'une heure, et le soir, chaque jour, des cataplasmes de fécule.

Le 10. L'œdème avait déjà beaucoup diminué par ce moyen, les douleurs spontanées n'existaient plus, et, quelques jours plus tard, le malade pouvait se lever.

Le 20. Le mollet était encore légèrement enflé, mais l'œdème était surtout prononcé autour des malléoles. Point de douleur le long de la saphène interne, le point douloureux du jarret avait aussi disparu. A cette époque une éruption eczémateuse vint surprendre le convalescent. Son corps se couvrit de plaques d'eczéma. Il fut forcé de quitter alors Vincennes et, le 27 décembre, il entra de nouveau à l'hôpital Lariboisière dans le service du Dr Duguet.

Aujourd'hui 13 janvier, M. le Dr Duguet me permet de

prendre l'observation du malade. Sa phlegmatia est en pleine résolution : on ne constate d'œdème que dans le tiers inférieur de la jambe. On ne sent plus, au toucher, aucune trace de cordon dur, on ne provoque non plus aucune sorte de douleur par la pression du mollet, de l'aine, ou de tout le parcours de la saphène interne. Du reste, le malade est rentré à l'hôpital pour son eczéma, d'où il doit même sortir bientôt.

OBSERVATION IV.

Premier cas de M. le Dr Gouraud, communiqué par M. Condoléon, interne.

Marmorau (François), âgé de 25 ans, entre à l'hôpital Saint-Antoine pendant la dernière épidémie de fièvre typhoïde, atteint de cette maladie (salle Aran, lit n° 26, service du Dr Gouraud).

Dans ce premier cas, la phlegmatia est survenue au treizième jour d'une rechute de fièvre typhoïde d'intensité moyenne et dura dix jours environ. L'œdème a commencé par le mollet droit et aussitôt tout le membre a été pris. Le malade sortit de l'hôpital complètement guéri.

OBSERVATION V.

Deuxième cas de M. le Dr Gouraud.

Varis E..., âgé de 22 ans, entre à l'hôpital Saint-Antoine, atteint d'une fièvre typhoïde pendant l'épidémie de 1882. Il était à la salle Aran, n° 4 (service du Dr Gouraud).

Dans ce second cas, le malade a été pris de phlegmatia alba dolens, du membre inférieur gauche, en pleine convalescence et au vingt-sixième jour de la maladie. La fièvre typhoïde a été des plus bénignes; une seule fois la température a dépassé 40°, elle tombait à 37° le quatorzième jour. Le malade après une quinzaine de jours était débarrassé de sa thrombose; il partit complètement guéri.

OBSERVATION VI.

Troisième cas de M. le Dr Gouraud

Levaire (Agenora), 24 ans, salle Rostan, n° 11, service du Dr Gouraud.

Chez cette troisième malade, la thrombose a été observée le trente-troisième jour d'une fièvre typhoïde des plus graves et chez une personne tombée dans un état cachectique profond. Chez cette malade on a successivement constaté : de la congestion pulmonaire, de la myocardite, du muguet, une otite gauche suppurée, et enfin la phlegmatia alba dolens aussi à gauche. Cette malade est sortie guérie après soixante jours de séjour à l'hôpital (1).

OBSERVATION VII.

Phlegmatia alba dolens dans la convalescence de la fièvre typhoïde.
Werner, thèse de 1860. (Guérison.)

François V..., entre, le 6 décembre 1859, à l'Hôtel-Dieu, salle Sainte-Jeanne, n° 34, service de M. le professeur Grisolle.

Le malade avait été atteint de fièvre typhoïde avec complication de pneumonie et eschare au sacrum. Il entrait en convalescence, quand, le 9 janvier, il ressentit dans la jambe gauche de l'engourdissement et une certaine difficulté dans les mouvements.

Le 12. Il éprouva une vive douleur.

Le 13. Il s'aperçut que tout le membre inférieur gauche était enflé.

A l'examen, on constate un œdème considérable de tout le membre inférieur gauche, œdème dur, gardant cependant l'empreinte du doigt sur les parties déclives.

(1) Chez les deux premiers malades, une élévation de température fut constatée avec l'apparition de la phlegmatia. Pas de trace d'eschare dans aucun des trois.

Le malade éprouve une douleur vive dans l'aine quand il tousse. En ce point, au côté interne de l'artère, on sent un cordon dur, très douloureux à la pression. Partout, sur le trajet des vaisseaux cruraux, ce cordon dur existe; il est surtout sensible dans le creux poplité.

La surface cutanée est sillonnée par des nombreux cordons veineux, noirs, mous et dépressibles.

Pendant les jours suivants, l'œdème et les douleurs diminuent.

Le 24. L'œdème a complètement disparu à la cuisse et à la jambe.

La pression ne provoquait plus dans l'aine qu'une légère douleur.

25 février. Le malade se lève, la douleur a complètement disparu, le pied est encore le siège d'un léger œdème.

Le 29. Le malade n'a plus qu'un peu d'œdème autour des malléoles le soir, et, à ce moment de la journée, les veines superficielles se dessinent fortement. Le malade sort de l'hôpital.

OBSERVATION VIII.

Phlegmatia alba dolens dans la convalescence de la fièvre typhoïde. Girardot, thèse de 1875. (Guérison.)

Augustine D..., âgée de 42 ans, couturière, entrée à l'hôpital de la Charité, salle Sainte-Catherine, n° 17, service de M. le professeur Gosselin.

La femme D... était depuis cinq jours en convalescence d'une fièvre typhoïde, qui avait duré deux mois, lorsqu'elle fut prise subitement, au lit, sans cause connue, de douleurs si vives, qu'elles lui arrachèrent des cris; douleurs siégeant dans le mollet, accompagnées de fourmillements dans le pied droit. En même temps la jambe droite enflait, et, le soir du même jour, la jambe et la cuisse avaient pris le même volume qu'elles présentaient lors de l'entrée à l'hôpital.

13 octobre. La cuisse, la jambe et le pied droit sont augmentés de volume, douloureux à la pression et, sponta-

nément, sous forme d'élancements dans la cuisse et le mollet, l'œdème conserve l'impression du doigt.

Le membre inférieur droit est entouré d'un bandage ouaté, allant de l'extrémité du pied jusqu'à l'aine, puis est placé sur un plan incliné.

Sous l'influence de la position, les douleurs spontanées et provoquées cessent deux jours après l'entrée de la malade à l'hôpital. A partir de ce moment, la malade ne se plaint plus d'aucune douleur : elle mange avec appétit, n'a ni vomissements ni renvois.

L'amélioration continue, l'œdème diminue.

Le 25. Apparaît une teinte ictérique; les urines sont foncées en couleur, épaissies par un dépôt d'urates; il n'y a pas de fièvre.

Le 27. L'ictère s'accentue davantage : le pouls est à 120.

Le 30. La fièvre cesse.

1er novembre. L'œdème de la cuisse disparaît : il n'y a plus aucune douleur dans le membre.

Enfin, le 4, la malade sort sur sa demande, complètement débarrassée de son œdème et de son ictère.

OBSERVATION IX.

Fièvre typhoïde. Phlegmatia alba dolens, syncopes répétées, pneumonie. Chouppe, Gaz. méd., Paris, 1877. (Guérison.)

M. X.., âgé de 26 ans, appartenant à une famille riche, d'une vigoureuse constitution, est pris de fièvre typhoïde à la fin du mois de janvier 1874. Pendant le premier septénaire, les phénomènes cérébraux dominent la scène : céphalalgie intense, délire, etc., etc. La seconde semaine présente une marche plus régulière; la température oscille entre 39° et 40° ; le pouls reste à 100, les phénomènes cérébraux se sont amendés, il ne reste plus qu'un peu de délire la nuit ; le ventre est peu ballonné ; la diarrhée moyennement abondante. Le traitement a été le suivant : purgatifs salins tous les deux ou trois jours, alimentation légère (bouillons, potages, lait, vin) extrait de quinquina.

Vers le quinzième jour, le pouls, qui jusqu'alors était resté fort et régulier, commence à faiblir et est dépressible.

Le dix-septième jour, on constate des irrégularités ; le cœur est affaibli ; mais l'auscultation faite avec beaucoup de soin ne révèle aucun bruit anormal.

Le vingt-cinquième jour, on perçoit un léger bruit de souffle au premier temps et à la pointe.

Le vingt-sixième jour, la température du matin est de 38,2 ; le soir de 38,8.

Le vingt-septième jour, température du matin 38°, du soir 38,8.

Le vingt-huitième jour, température du matin 37,6 ; du soir 38,2.

A partir du trentième jour, la défervescence est complète : 37,4 : 37,2, etc., etc., le sommeil revient, mais le malade reste sans appétit, il s'affaiblit et l'état du cœur devient de plus en plus grave.

Le souffle du premier temps et de la pointe persiste ; il a un certain caractère de rudesse ; le pouls est petit, dépressible et très irrégulier.

Cependant on pouvait espérer une amélioration prochaine, quand le trente-cinquième jour, en s'asseyant sur son lit, vers 7 heures du soir, le malade fut pris d'une syncope qui dura au moins trois ou quatre minutes ; à neuf heures, à propos d'un nouveau mouvement, seconde syncope.

M. le professeur Hardy, qui avait déjà vu le malade, fut appelé en consultation, et à onze heures du soir, pendant l'examen même, nous vîmes se produire une troisième syncope.

Environ une demi-heure après cet accident, M. X... se plaignit d'une vive douleur dans l'aine du côté droit : cette douleur était augmentée par une pression même légère au niveau du paquet vasculaire. Le lendemain matin, trente-sixième jour, tout le membre inférieur du côté droit était œdématié et, en peu de jours, cet œdème atteignit d'énormes proportions, s'accompagnant d'une douleur extrême-vive.

Cependant, à partir de ce moment, l'état du cœur s'améliora, le souffle disparut, le pouls prit de la force, et le quarante-septième jour il ne restait plus que la *phlegmatia alba dolens*, quand survint une pneumonie droite qui, heureusement, fut de peu de durée et ne retarda que peu la convalescence. Chez ce malade, l'œdème persista longtemps, et encore actuellement, après une fatigue un peu prolongée, il y a du gonflement autour des malléoles droites.

OBSERVATION X.

Fièvre typhoïde, phlegmatia alba dolens. Chouppe, loc. cit. (Guérison).

Un homme d'environ 30 ans entre dans le courant de 1870 dans le service de M. le professeur Vulpian à la Pitié.

Il eut une fièvre typhoïde à forme abdominale qui dura quatre septénaires ; déjà le malade convalescent commençait à se lever, quand de nouveaux frissons furent suivis d'une seconde fièvre typhoïde du même type, parfaitement caractérisée (marche régulière de la température, éruption de taches rosées lenticulaires, etc., etc.), qui dura trente-cinq jours : peu de jours après la défervescence, le malade qui, avait des furoncles, de petits abcès et était dans une cachexie profonde, eut des thromboses multiples des petites veines de l'avant-bras et de la jambe.

Malgré ces complications il commençait à se remettre, quand il fut pris d'une troisième fièvre typhoïde encore parfaitement caractérisée par ses symptômes habituels et qui le laissa dans un état d'affaiblissement extrême; dans la convalescence qui suivit, survinrent des thromboses des grosses veines ; cependant il guérit.

OBSERVATION XI.

Fièvre typhoïde, phlegmatia alba dolens. Dupeiron, th. 1877. (Guérison.)

P... (Jules), soldat au train des équipages, entre à l'hôpital du Val-de-Grâce le 13 août 1877 dans le service de M. Lancereaux, pour s'y faire soigner d'une fièvre typhoïde.

Cette maladie avait évolué son cours et, le 26 août 1877, elle était en plein état de défervescence, lorsqu'il survint à cette époque une thrombose veineuse de la jambe gauche.

Cette jambe est augmentée de volume, un peu œdématiée, douloureuse; la douleur est plus vive au niveau du mollet et de la cuisse...; œdème de toute la jambe, principalement au nivau des malléoles.

On ne perçoit pas de traînées rougeâtres le long des vaisseaux principaux des membres. On ne sent par la palpation ni cordon ni noyau.

27 août. La jambe a considérablement augmenté de volume; œdème très marqué. Membre toujours douloureux, chaud, blanc et décoloré. Sensation d'un cordon le long de la veine fémorale dans le triangle inguino-crural. Pas de traînées rougeâtres.

Le 28. Accroissement de tous ces symptômes. Développement considérable de la circulation collatérale, ce qui donne au membre un aspect spécial. La température à peu près normale le matin; le soir elle est à 40°. La jambe droite est intacte, pas d'œdème.

Le 13 septembre, le membre est toujours considérablement œdématié : la température est abaissée. Du 4 septembre au 6 septembre, on constate un commencement d'œdème dans le scrotum; cet œdème persiste jusqu'au 14 septembre; il diminue à partir de ce moment, et le 18 le scrotum est revenu à l'état normal.

L'œdème disparaît progressivement et, le 29 septembre, il arrive à être insignifiant... Le malade part guéri en convalescence.

OBSERVATION XII (résumée).

Fièvre typhoïde, phlegmatia alba dolens. Hic, th. de 1877. (Guérison.)

B.. (Gabriel), 24 ans, étudiant en droit, entre à l'hôpital le 14 mai 1876 : habite Paris depuis 5 ans.

Ce malade, après une fièvre typhoïde grave à forme adynamique compliquée de léger eschare à la région sacrée, entra finalement au vingt-neuvième jour de maladie dans une période d'amélioration assez satisfaisante. On permet qu'il se lève dans la journée, pendant une heure.

9 juin. L'état du malade va toujours en s'améliorant, il reprend un peu de forces et d'appétit, la temperature est normale

Le soir de ce jour, le malade se plaint de douleurs intenses dans toute l'étendue de la cuisse gauche, sur tout le trajet de la veine fémorale; on sent même un cordon dur. La cuisse est très œdématiée. La température de 37,4 remonte à 39,2. (Frictions avec baume tranquille laudanisé. On entoure le membre d'ouate, repos absolu, la jambe est placée sous un coussin.)

Etat général, satisfaisant, appétit conservé. Les jours suivants la température s'abaisse et redevient normale le matin, tout en s'élevant encore le soir à 38°.

Le 17. La douleur et la résistance diminuent.

Le 27. Le malade peut être porté au jardin. Il est en pleine convalescence.

Le 4 juillet, le malade quitte l'hôpital, guéri.

OBSERVATION XIII (résumée).

Fièvre typhoïde. Phlegmatia alba dolens. Hic, th. de 1877.
(Guérison.)

L... (Pauline), 22 ans, blanchisseuse, entrée à l'hôpital le 11 novembre 1876. Elle est alitée depuis quatre jours. A de la céphalalgie, des étourdissements, est très abattue, dort toujours; répond lentement aux questions qu'on lui adresse et se rendort aussitôt après. Facies pâle, langue rouge sèche, peau chaude. T. 39°, pouls petit à 110. Diarrhée abondante, râles sibilants.

Du 12 au 17, même état général, subdélirium, pouls à 115. 39,4.

Du 18 au 21, diminution de la diarrhée, râles sous crépitants côté gauche, surtout en arrière. (Vésicatoire; 12 ventouses sèches.)

Du 22 au 30. La diarrhée est arrêtée, râles sous-crépitants, à gauche vers le sommet. Le 30 novembre, dyspnée, râles sous-crépitants, subdélirium, eschare de deux centimètres environ au niveau du grand trochanter gauche : la température oscille entre 39 et 40.

3 décembre. Dyspnée et râles ont beaucoup diminué. T. 39.

Le 5. La température se relève de nouveau (40°); la malade se plaint de douleurs dans la cuisse gauche et dans le ventre; en examinant le membre inférieur, on le sent déjà tendu au niveau de la jambe, douloureux; la peau est luisante et la pression sur le lit insupportable.

Le 6. L'œdème a envahi la cuisse. Impossibilité absolue de remuer le membre : on sent manifestement le cordon formé par la veine oblitérée.

Le 8. La malade paraît moins abattue. On a placé le membre gauche sous un coussin. A partir du 15 décembre l'œdème commence à diminuer d'une façon notable. Le 28 on peut lui permettre de marcher dans la salle, mais elle garda encore longtemps son membre œdématié. Elle sortit de l'hôpital à la fin de janvier 1877.

OBSERVATION XIV (résumée).

Fièvre typhoïde, phlegmatia alba dolens. Veillard, thèse de 1881. (Guérison.)

La nommée Schehl (Barbara), âgée de 22 ans, domestique, entrait le 13 novembre 1880 à l'hôpital Laënnec, salle Monneret, lit 6, dans le service de M. Damaschino. Alitée depuis le 8 novembre.

Après une fièvre typhoïde grave, à forme adynamique, avec complications broncho-pulmonaires qui dura 26 jours, l'état de la malade commença à s'améliorer et le 30 décembre la température était revenue à la normale (37°).

1er décembre. Même état : l'amélioration continue jusqu'au

10. Ce jour-là, la malade se plaint de douleurs sourdes dans la jambe droite, surtout au niveau du mollet et à la cuisse; interrogée sur le siège précis de ces douleurs, elle indique avec une très grande précision le trajet de la veine fémorale. On ne sent pas de cordon sur le trajet des veines saphène ni crurale, et la coloration des téguments ne présente rien d'anomal, aucune dilatation des veines sous-cutanées, mais il existe un très léger gonflement de la racine du membre sans œdème notable au niveau de la face interne du tibia. La température passe de 37 à 38,2 (repos absolu au lit).

Le 11. Douleur toujours la même et au même niveau. La tuméfaction du membre a notablement augmenté, mais elle est toujours très peu considérable ; légère cupule produite par la pression du doigt au niveau du tibia. Pendant cet examen, on remarque en outre un certain degré de contracture des jumeaux qui n'existe pas du côté opposé. Etat général excellent; la malade continue à manger (37,4 le matin, 38 le soir.)

Le 15. Persistance des douleurs, mais diminution notable du gonflement de la cuisse. La température est normale.

Le 16. Il existe encore un peu de gonflement, mais les douleurs ont disparu ainsi que le très léger œdème.

Le 25. La malade se lève depuis quelques jours sur un fauteuil, le membre a repris son volume normal et ne s'est point tuméfié de nouveau sous l'influence du changement d'attitude; il n'existe non plus aucune dilatation des veines superficielles.

La malade part en convalescence pour le Vésinet ; les fonctions du membre malade sont complètement rétablies.

OBSERVATION XV.

Fièvre typhoïde, phlegmatia alba dolens, Veillard, loc. cit.
(Guérison.)

G.., âgé de 31 ans, habitant Paris depuis plusieurs années, entre à l'hôpital Saint-Antoine, salle Saint-Lazare, lit 29, service de M. le Dr Dujardin-Beaumetz, le 14 mars 1881.

Il raconte être malade depuis trois à quatre semaines environ.

La maladie a commencé par des maux de tête accompagnés d'épistaxis. Depuis, il a toujours eu de la céphalalgie, une insomnie opiniâtre, de la diarrhée persistante, et le médecin qui l'a soigné lui a dit que c'était une fièvre muqueuse. Au moment de son entrée à l'hôpital, la douleur abdominale et la diarrhée ont disparu depuis quelques jours, mais depuis trois jours se plaint de douleurs dans le membre inférieur droit. Elles ont leur maximum dans le creux poplité où elles restent limitées quand le malade est couché; mais dans la station verticale et surtout pendant la marche, elles sont plus fortes dans la profondeur du mollet et à sa partie inférieure. Ces douleurs ne sont pas exaspérées par la pression, sauf dans le creux poplité où l'on sent un cordon dur, douloureux, dirigé verticalement suivant le trajet des vaisseaux.

Il n'y a pas de varicosités superficielles de la jambe, excepté toutefois à la partie externe de la région du genou où se dessinent un très grand nombre de veines beaucoup plus apparentes qu'à l'autre membre inférieur. La jambe droite est un peu œdématiée, et donne une sensation d'empâtement profond; elle offre une légère teinte rosée disparaissant à la pression du doigt. La cuisse ne présente rien d'anomal.

Le 15. Par le repos au lit et un bain, diminution notable de l'œdème.

Le mieux continue les jours suivants, et le 19, quoique le cordon du creux poplité persiste, quoiqu'il y ait encore un peu de douleur et que à la mensuration pratiquée à 12 centimètres du côté droit, le malade demande à quitter l'hôpital. Exeat.

OBSERVATION XVI (résumée).

Fièvre typhoïde, phlegmatia alba dolens. Veillard, loc. cit. (Guérison.)

La nommée Patry (Léontine), âgée de 16 ans, domestique, entre le 27 décembre à l'hôpital Laënnec, salle Monneret, lit

26, service de M. le Dr Damaschino. Cette jeune fille habite Paris depuis 18 mois.

Atteinte d'une fièvre typhoïde depuis le 19 décembre, la femme Patry entrait déjà dans une période d'amélioration très satisfaisante (T. 37° le matin, 37,6 le soir), quand le 10 janvier, sans qu'aucune imprudence connue de la malade puisse l'expliquer, la température remonte brusquement à 39. La malade tousse un peu, on entend quelques râles muqueux sans importance.

Du 13 au 14 janvier, température du matin 38,4, du soir 40. On constate que le membre abdominal droit est plus volumineux que le gauche, et présente une légère rougeur diffuse sur toute son étendue. Par la pression, on détermine de la douleur dans le pli inguinal, au niveau du creux poplité et de la région du mollet. On ne voit pas de dilatation des veines superficielles. La température du membre semble à la main notablement plus élevée que celle du côté opposé qui ne présente aucune trace d'œdème; on ne produit une cupule qu'après une pression prolongée sur le côté du tibia. La malade souffre beaucoup de sa jambe ; elle a avoué plus tard qu'elle ressentait des douleurs fort vives dans le membre inférieur droit déjà depuis quatre à cinq jours, lorsqu'on s'est aperçu pour la première fois de l'œdème.

Le 16. T. du matin, 38; du soir, 39. La dilatation des veines superficielles du membre œdématié est beaucoup plus apparente que les jours précédents. Il y a toujours des douleurs vives à la pression sur le trajet de la veine fémorale droite ; cependant la sensation d'un cordon veineux n'est pas bien nette. Le membre abdominal gauche ne présente absolument aucune trace d'œdème.

Malgré la nouvelle élévation de température, il n'y a pas de rechute de la fièvre typhoïde, car la malade se trouve beaucoup mieux, la langue est humide, les taches ont complètement disparu.

Le 23. La température est de 39,2 le matin, et de 39,4 le soir. Le membre inférieur droit est encore plus volumineux que le gauche; les veines superficielles se dessinent nettement sous forme de traînées bleuâtres qui tranchent sur la coloration générale rosée du membre. On constate par la palpation que le paquet vasculo-nerveux qui traverse le triangle de Scarpa donne une sensation qu'on n'a pas du côté opposé. Cette exploration n'est pas aussi douloureuse qu'elle l'était les premiers jours. Il n'y a plus également de douleurs spontanées ni au niveau du mollet ni dans le pli inguinal comme au début de l'affection.

Depuis lors le mieux commence à s'accentuer chaque jour davantage.

Le 2 février la jambe malade présente toujours un léger œdème : on retient la malade au lit crainte d'une rechute.

Le 28. La malade se lève un peu dans la journée, mais le soir la jambe œdématiée est plus grosse et douloureuse. Cependant le mieux s'accentue de jour en jour et le 9 mars la malade part pour le Vésinet.

OBSERVATION XVII.

Fièvre typhoïde, phlegmatia alba dolens. Veillard. loc. cit. (Guérison.)

Ch... (Marie), âgée de 26 ans, née en Savoie, entre le 1er septembre 1879 à l'hôpital Saint-Antoine, salle Sainte-Geneviève, lit n° 5, service de M. le Dr Duguet.

Bien constituée, cette femme n'a jamais eu de maladie sérieuse.

Quinze jours avant son entrée à l'hôpital, elle a été prise de malaise général, de vertige, de fièvre, et s'est trouvée dans la nécessité de se mettre au lit.

A son arrivée dans la salle, on constate tous les signes d'une fièvre muqueuse au deuxième septénaire.

Les taches rosées sont peu nombreuses.

La maladie n'offre rien de bien remarquable en dehors de l'état fébrile assez accentué, et la malade entre en convalescence quinze jours après son entrée à l'hôpital.

Cependant le 18 septembre, alors que toute fièvre a disparu, quelques douleurs vagues se montrent dans les membres inférieurs, sans tuméfaction apparente.

Trois jours après, elle ne peut plus remuer les jambes; d'ailleurs les membres inférieurs sont tuméfiés dans leur totalité avec chaleur de la peau et teinte mate toute particulière.

En dedans et en haut des cuisses, on perçoit le cordon dur et douloureux de la veine crurale oblitérée. La pression du mollet est également douloureuse.

25 septembre. On constate déjà une diminution notable de la tuméfaction et de la douleur aux deux membres inférieurs

Le 30. Retour des jambes et des cuisses à leur volume à peu près habituel ; mais les cordons des veines crurales se perçoivent encore nettement.

4 octobre. Non seulement l'œdème a totalement disparu, mais encore la liberté des mouvements est presque complète.

Le 7. Une rechute de la fièvre survient à cette époque et dure jusqu'au 27 octobre. La malade entre dans une période de convalescence franche.

21 novembre. Elle part pour le Vésinet.

Cette rechute n'a pas été suivie, pendant la convalescence, d'œdème douloureux des membres inférieurs, dont les mouvements sont faciles et parfaits quand la malade quitte l'hôpital.

OBSERVATION XVIII.

Fièvre typhoïde, phlegmatia alba dolens. Veillard, loc. cit. (Guérison.)

Kernil (Marie), âgée de 37 ans, domestique, entre le 31 janvier 1880 à l'hôpital Saint-Antoine, salle Sainte-Geneviève, n° 11, service de M. le Dr Duguet.

Cette malade, qui a séjourné à Paris en 1872, habite de nouveau la capitale depuis deux ans.

Elle est malade depuis deux jours. Au début elle a été prise de céphalalgie, courbature, épistaxis et fièvre.

Depuis quelques jours seulement, elle a une diarrhée ocreuse avec soif vive, anorexie absolue, langue sèche, fendillée, ventre ballonné avec quelques douleurs dans la fosse iliaque droite : la toux est fréquente avec râles ronflants et sibilants.

Taches rosées lenticulaires assez nombreuses. Nuits agitées.

Cet état persiste jusqu'au 6 février. A ce moment, on constate des larges plaques de muguet dans la bouche, surtout à la face interne de la joue droite.

L'oppression est plus grande et les râles sonores plus intenses mélangés de râles sous-crépitants.

Le 11. Grâce aux applications alcalines, toute trace de muguet a disparu.

Le 16. Douleur dans le mollet gauche, qui est devenu plus volumineux. La pression exaspère cette douleur et fait constater une résistance inaccoutumée, un empâtement très notable. La température du mollet gauche est d'un degré supérieure à celle du mollet droit.

Le 19. La saphène externe paraît le siège d'une coagulalation. et la douleur remonte à la cuisse le long du trajet des vaisseaux fémoraux jusqu'au pli de l'aine. La mensuration du mollet gauche donne 32 centimètres ; celle du mollet droit donne 28 seulement.

Le 24. Diminution notable du mollet gauche ; le cordon de la saphène est moins perceptible également ; mais la douleur persiste encore un certain degré.

8 mars. Le mollet gauche offre encore 3 centimètres de plus que le mollet droit ; les veines y sont aussi plus apparentes.

Peu à peu cependant le mollet gauche reprend son aspect primitif.

Les règles suspendues depuis deux mois reparaissent et la malade, vers la fin du mois de mars, se lève, marche et se trouve complètement rétablie.

OBSERVATION XIX (résumée).

Fièvre typhoïde, phlegmatia alba dolens. Veillard, loc. cit. (Guérison.)

Le nommé Thomas (Jean), âgé de 22 ans, confiseur, entre

le 14 janvier 1881 à l'hôpital de la Charité, salle Saint-Ferdinand, lit 26, dans le service de M. le Dr Maurice Raynaud.

Après 21 jours d'une fièvre typhoïde grave, avec phénomènes adynamiques, eschare superficielle dans la région sacrée, etc., etc., l'état du malade, grâce à un traitement désinfectant et tonique, commença à s'améliorer, et le 28 janvier la température est tombée à 37,5. L'état général est meilleur.

Le 30. On constate, en découvrant le malade, un œdème considérable des deux membres inférieurs, qui paraissent de volume inégal : l'œdème est un peu plus accentué à gauche qu'à droite.

Les eschares sont complètement ulcérées; l'œdème persiste; les jambes commencent à être un peu douloureuses à la pression. Pas d'albumine dans les urines.

2 février. L'œdème est toujours aussi accentué; l'examen des urines toujours négatif. La température locale, prise à la partie interne des mollets, donne : à droite 37,3, à gauche 36,1. Les parties mortifiées au niveau du sacrum sont presque entièrement éliminées ; on voit une vaste ulcération très profonde, mais bien bourgeonnante.

Le 8. Température normale ; état général bon.

Le 12. Le malade présente une tuméfaction considérable du membre inférieur gauche, principalement dans la région de l'aine. Les veines superficielles sont dilatées; la pression est douloureuse dans la fosse iliaque gauche et sur le trajet de la veine fémorale; le membre est immobile, appuyé sur la partie externe, et la jambe fléchie légèrement sur la cuisse. La peau est d'un blanc mat. Le membre abdominal est bien moins tuméfié que le précédent; pas de douleur à la pression, pas de dilatation veineuse. Cependant le pied du même côté présente un œdème très marqué et facilement dépressible.

Le 15. L'état général s'améliore de plus en plus. Le malade a bien mangé la veille sans avoir ressenti aucune indisposition; il paraît beaucoup plus gai que les jours précédents. La jambe gauche fait un contraste très frappant avec l'autre membre par ses dimensions exagérées.

Le 17. Le malade se trouve en bonne voie de guérison, la jambe gauche est toujours douloureuse.

Le 19. Le malade se plaint de douleurs très vives dans la jambe droite; pas de trace d'enflement superficiel ; la jambe gauche diminue sensiblement de volume.

Le 26. Le malade se lève un peu dans la journée sur un fauteuil.

1er mars. Les douleurs de la jambe droite existent encore, mais ont diminué d'intensité.

Le 8. Le malade accuse toujours des douleurs au niveau du talon droit ; l'état général reste excellent.

Le 22. La convalescence est franchement établie ; il y a encore un peu d'œdème du membre inférieur gauche, mais tous les mouvements sont libres et le malade se lève dans la journée; il doit même bientôt quitter l'hôpital.

PATHOGÉNIE DE LA PHLEGMATIA ALBA DOLENS DANS LA FIÈVRE TYPHOÏDE.

La phlegmatia alba dolens est toujours une affection secondaire; elle n'apparaît dans les différents états morbides qu'à titre d'accident ou d'épiphénomène.

Si nombreuses que soient les conditions dans lesquelles elle peut se montrer, il semble que la plupart d'entre elles peuvent se rattacher à un état général mauvais, à un profond épuisement de l'organisme produit soit par la présence de certaines maladies chroniques incurables ou persistant longtemps sans amélioration, soit enfin à la suite des maladies aiguës amenant avec elles ou laissant après elles une anémie profonde, un état cachectique assez marqué, le marasme, enfin, comme on dit généralement. C'est de là que vient le nom de thrombose marastique employé par Virchow.

« La cachexie, dit Charcot (1), joue un rôle considérable dans la formation des caillots autocthones. » Or Bertin considère comme étant une véritable cachexie la convalescence des fièvres longues.

(1) Charcot, Arch. gén. de méd., Paris, 1866.

C'est donc à ce titre que l'œdème douloureux apparaît dans la convalescence de la fièvre typhoïde.

Les lois qui régissent la coagulation du sang dans les divers états cachectiques (cancéreux, tuberculeux, puerpéral, typhique, cardiaque, etc.) sont indubitablement les mêmes. Il n'y a différence, quant à l'état général, que celle qui résulte de la gravité de ce même état dans les diverses conditions morbides. Chez les typhiques, par exemple, l'état du sang se modifiera très vite sous l'influence d'un traitement approprié, tandis que chez les phthisiques, cancéreux ou autres, l'altération du sang persiste ou fait toujours des nouveaux progrès. C'est là, il me semble, la seule différence qu'on puisse invoquer.

La pathogénie de la phlegmatia alba dolens de la fièvre typhoïde est donc celle de la phlegmatia en général.

Thrombose. — Le processus qui détermine la formation du thrombus a été diversement interprété.

Depuis les travaux de R. Lee, la phlegmatia alba dolens était regardée généralement comme une phlébite, et on expliquait la coagulation du sang par l'inflammation primitive de la veine.

Telle était aussi l'opinion de Cruveilhier lorsqu'il disait : « Toutes les concrétions sanguines ont pour effet l'inflammation veineuse. »

(1) Bertin. Thrombose et embolie. Paris, 1866.

Cette théorie a été combattue par Bouchut, un des premiers, puis par Braun, Grisolle, Jaccoud ; et une grande partie de nos auteurs modernes la repoussent.

« Ce qui prouve, dit Grisolle, que la phlegmatia alba dolens n'est pas une phlébite, c'est la terminaison constamment heureuse de cet accident lorsqu'il est simple. Il faut donc admettre que l'oblitération veineuse par des caillots coagulés se fait sans phlegmasie première des parois vasculaires (1). »

« L'intégrité des parois veineuses, ajoute le Dr Braun (2), est constatée depuis longtemps dans la phlegmatia des femmes en couche ; mais, comme il est difficile de donner à ces coagulations une cause mécanique, on a cru à une phlébite primitive. »

L'idée de phlébite écartée, plusieurs opinions furent émises pour expliquer la coagulation spontanée :

1° Il y aurait pour les uns augmentation de la plasmine (fibrine spontanément coagulable) dans le sang des cachectiques ;

2° L'élément fibrine y serait augmenté pour les autres ;

3° La densité du plasma du sang y serait diminuée ;

(1) Grisolle. Path. int. 1865.

(2) Dr Braun. Klinick du med. Spack. Erlanger, 1852.

4° La coagulation spontanée serait due au ralentissement de la circulation, aidée par certaines circonstances locales, par l'immobilité et la déclivité du membre, par le ralentissement de la respiration;

5° Certains auteurs ont cru devoir accuser la présence des eschares comme étant le point de départ des thromboses marastiques. Nous ne comptons pas faire une analyse de chacune de ces opinions, ni entreprendre une étude nouvelle sur les véritables causes de ces thromboses. Le grand nombre des opinions émises prouvent suffisamment la difficulté d'un travail qui n'a pas encore eu le dernier mot de la science. Cependant, comme l'idée la plus acceptée généralement est celle du ralentissement de la circulation, nous croyons devoir nous arrêter un moment.

Quant à la théorie des eschares, invoquée comme pouvant donner lieu aux thromboses marastiques, nous la repoussons d'une manière catégorique : 1° parce que ce n'est pas là un fait général; 2° parce que nous avons eu plus de cas de thromboses sans eschare qu'avec eschare. L'observation est donc en opposition avec cette proposition, qui d'ailleurs a été vivement combattue par Chouppe dans la *Gazette des hôpitaux* de 1877.

Nous dirons, en outre, que les eschares ont été très rares dans cette dernière épidémie de 1882, et cependant la phlegmatia était d'observation vulgaire. . . . .

« La cause de la coagulation du sang dans la phlegmatia alba dolens, dit Vernet, ne résulte pas d'une altération de la crase du sang, comme le veut la doctrine de l'hypérinose, ni d'une modification purement hypothétique de la fibrine que les partisans de cette doctrine décorent sous le nom d'*inopéxie*. La cause est toute mécanique. La coagulation est due à des conditions vitales d'adynamie, ayant pour expression la diminution d'énergie des battements du cœur et le ralentissement de la circulation. Sinon, comment expliquer la formation de ces thromboses dans les membres inférieurs à la période de la convalescence de la pneumonie, et surtout de la fièvre typhoïde, malgré la défibrination du sang en ce moment (1)? »

« Dans les cachexies, dit Virchow, la force du cœur diminue, la contractilité des veines s'affaiblit; dans ces conditions, le cours du sang s'effectue avec plus de difficulté, les valvules ne s'appliquent pas exactement contre la paroi veineuse, le sang y stagne et se coagule. La faiblesse de la respiration serait une cause auxiliaire qui contribuerait à ralentir la circulation périphérique. »

Pour Weber (2), la coagulation s'effectuerait par

(1) Vervet. Thèse de Paris, 1873.
(2) Weber pitha, s. and's Handbuch, t. I, p. 78.

la perte de tonicité des parois veineuses et par l'absence presque complète des contractions musculaires.

M. Lancereaux voit également dans le ralentissement circulatoire la condition la plus favorable à la production de la thrombose; seulement, elle serait encore favorisée par une cause physique locale. « Si l'on remarque, dit-il, que les principaux vaisseaux où siègent les thromboses sont précisément situés au niveau des points où les parois des veines cessent d'adhérer aux toiles fibreuses du voisinage, et par conséquent là où la force d'aspiration thoracique tend à diminuer et à disparaître, on arrive à cette conclusion que la coagulation spontanée du sang est régie par une loi purement physique que nous énonçons comme il suit : Les thromboses marastiques se produisent toujours au niveau des points où le liquide sanguin a le plus de tendance à la stase, c'est-à-dire à la limite d'action des forces d'impulsion cardiaque et d'aspiration thoracique... L'exactitude de cette loi, ajoute-t-il, est corroborée par ce fait, depuis longtemps signalé par nous, que la coagulation sanguine commence toujours ou au niveau d'un éperon, ou dans un nid valvulaire, autrement dit là où le sang a le plus de tendance à la stase (1). »

« Toujours consécutives, les thromboses maras-

(1) Lancereaux. Traité d'anat. path., t. I, p. 604.

tiques, dit Jaccoud, sont surtout observées après la fièvre typhoïde et le typhus : d'une manière générale, on doit les redouter toutes les fois que l'action du cœur est affaiblie pendant un certain temps, quelles que soient d'ailleurs l'origine et la cause de cette défaillance (1). »

M. Vulpian (2) doute de la spontanéité des coagulations marastiques, et se demande si leur production n'est pas causée par un état morbide de la tunique endothéliale des vaisseaux. « Il me semble difficile, dit-il, qu'il en soit autrement; car on ne voit pas pourquoi le sang se coagulerait d'emblée, et pourquoi les coagulations naîtraient plutôt dans certaines veines que dans d'autres. Je sais bien que l'examen des veines dans lesquelles on a trouvé des coagulations récentes n'a fourni que des résultats négatifs. Mais c'est une étude à reprendre. Il y a évidemment là quelque lésion non connue jusqu'ici, qui modifie les propriétés vitales de la membrane interne des veines. »

« Pour ma part, ajoute Troisier (3), j'attribuerais volontiers un rôle capital à cette influence de la paroi sur le sang dans le phénomène de la coagulation. Dans mon opinion, ni le ralentissement de la circulation, ni l'altération du sang (inopexie ou

(1) Jaccoud. Path. int., p. 21. t. I.
(2) Vulpian. Cours de 1874, p. 201.
(3) Troisier. De la phlegmatia a. d., loc cit. p. 119.

autre), ne peuvent à elles seules expliquer la coagulation spontanée du sang vivant et circulant. Ce ne sont là que des conditions qui préparent, qui favorisent le phénomène, mais il me paraît nécessaire, pour que le sang soit retenu sur place et se coagule, de faire intervenir une modification de la vitalité de la paroi, et peut-être une modification moléculaire de l'épithélium. Cette condition dominerait les deux autres dans la production de la thrombose marastique. Tel est l'état de la science sur la pathogénie des thromboses marastiques : c'est une question qui est encore en étude.

SYMPTÔMES DE LA PHLEGMATIA ALBA DOLENS DANS LA FIÈVRE TYPHOÏDE.

Réaction fébrile. — Trousseau, au sujet de la marche de la température dans la fièvre typhoïde, dit ceci : « Quand la défervescence n'a pas lieu en son temps, ou que la température s'élève au moment où cette défervescence semblait commencer, c'est là l'indice d'une complication qu'il vous faut rechercher avec soin si elle n'est pas évidente par les symptômes » (1).

L'œdème douloureux qui est une complication

1) Trousseau. Clinique de l'Hôtel-Dieu, t. I, p. 317.

fréquente de la convalescence de la dothiénentérie, car il ne se montre le plus souvent, comme nous le verrons bientôt, que vers le quatrième septénaire et au delà, est toujours accompagné d'une élévation de température brusque.

Graves l'avait déjà démontré, et M. Martineau rapporte une observation de phlegmatia dans les conditions dont il est question ici, dans laquelle cet accident donna lieu à une fièvre vive, qui précéda même la douleur du mollet, et aurait pu faire croire à une rechute (2).

Dans presque toutes les observations que nous rapportons et que nous avons pu recueillir, ce phénomène a été presque toujours signalé. Citons entre autres les suivantes :

Hic, Louis (thèse 1877), 1er *cas*: température, 37° : phlegmatia, température, 39,2. 2e *cas* : température (complication broncho-pulmonaire), 39° : phlegmatia, température, 40°.

Veillard (thèse 1881). 1er *cas* : température, 38° : phlegmatia, température, 39,4. 2e *cas* : température, 37° : phlegmatia, température, 38,2.

Dupeiron (thèse, 1877), température, 37,2 : phlegmatia, température, 40°.

Personnelle (1883), température, 37° : phlegmatia, température, 38,6.

Cette élévation termique reste à peu près station-

(1) Cité par le Dr Homolle. Revue des sciences méd., Paris, 1878.

naire pendant deux ou trois jours (période d'augment), puis tombe peu à peu avec le déclin de l'œdème.

Nous avons dit, dans le commencement de ce chapitre, que la phlegmatia alba dolens était un accident propre de la convalescence de la dothiénentérie. Ce fait semble d'autant plus vrai qu'il se trouve presque toujours d'accord avec l'observation : en preuve le tableau suivant, formé par bonne partie des cas que nous avons pu recueillir :

1°	L'œdème	est paru	après	65	jours de maladie.
2°	—	—	—	33	—
3°	—	—	—	31	—
4°	—	—	—	28	—
5°	—	—	—	28	—
6°	—	—	—	28	—
7°	—	—	—	27	—
8°	—	—	—	14	—
9°	—	—	—	14	—
10°	—	—	—	33	—
11°	—	—	—	28	—
12°	—	—	—	16	—
13°	—	—	—	35	—
14°	—	—	—	21	—
15°	—	—	—	40	—
16°	—	—	—	30	—
17°	—	—	—	16	—

Œdème. — La tuméfaction du membre où siège le thrombus peut précéder de quelque temps l'apparition du phénomène douleur, ou se montrer en même temps que lui (Trousseau), ou bien encore ne se manifester que douze, quinze et même vingt-quatre heures après les premières sensations éprouvées par le malade.

Les divergences des auteurs, à cet égard s'expliquent sans doute par la difficulté que l'on éprouve à constater l'empâtement du début (Troisier).

L'œdème douloureux est toujours caractérisé au commencement par un empâtement profond ; les tissus offrent à la main une résistance souvent très prononcée (Graves), et, dans les premiers jours, la pression digitale n'y produit qu'une empreinte insignifiante. A mesure, cependant, que le gonflement augmente, les tissus deviennent plus mous, et alors le doigt arrive parfois à y laisser une cupule assez profonde.

Cette mollesse de l'œdème paraît, selon Grisolle, coïncider avec l'établissement de la circulation collatérale, et, ajoute cet auteur, la position qu'on donne au membre malade ne le modifie pas notablement.

Cette tension primitive de la peau, au début de la phlegmatia alba dolens, est tellement marquée que le Dr Fox (1) et Rathéry (2) croient qu'à elle seule elle suffit au diagnostic différentiel de tout autre œdème cachectique, ou produit par les maladies du cœur ou du rein.

(1) Cité par Bucquoi. Thèse d'agrég., Paris, 1863.

(2) Rathery. Th. d'agrégat., Paris, 1871.

Marche. — Etendue. — Durée de l'œdème. — La marche habituelle de l'œdème se fait (presque dans tous les cas) des extrémités vers la racine du membre. « J'ai toujours vu l'œdème partiel commencer par les extrémités, dit Trousseau » (1).

Cette manière de voir est généralement admise, et détruit complètement ce qu'enseignaient Puzos, Levret et les pathologistes anciens, à savoir : que l'œdème se montrait d'abord à la partie supérieure de la cuisse, et n'envahissait que secondairement la jambe et le pied.

La progression de l'œdème, de la racine du membre vers les extrémités, dit Troisier, ne se fait généralement que dans la phlegmatia alba dolens puerperarum, dans laquelle le thrombus débute toujours au niveau des régions inguinales, iliaque ou fessière (2).

Quoi qu'il en soit, dans le cas particulier, l'œdème s'est toujours montré à la jambe (au mollet), d'où il ne tarda pas à envahir toute la cuisse. Généralement de vingt-quatre à trente-six heures, tout le membre est pris.

L'étendue de l'œdème, il faut ajouter, dépend du siège et de l'étendue des coagulations veineuses; il peut ne pas dépasser la jambe (deux observations), ou, au contraire, envahir le membre dans

(1) Trousseau. Loc. cit., p. 705, t. III.

(2) Troisier. Loc. cit.

toute sa totalité, comme il a été dit (la plupart de nos observations).

Les déformations du membre causées par le volume de l'œdème sont exceptionnelles (du moins dans le cas particulier) : le membre œdématié n'offre, habituellement, qu'une exagération de volume.

Nous n'avons pas vu, dans aucun cas, que l'œdème dépassât le pli inguinal. Signalons pourtant une observation de Dupeiron, dans laquelle il y a eu un commencement d'œdème scrotal (1).

L'œdème persiste quelquefois longtemps, des années même (Bouchut) ; d'autres fois, et c'est le fait le plus commun, il disparaît au bout de 3 à 4 septénaires : seulement les malades accusent encore quelque temps de l'engourdissement autour des malléoles, surtout le soir, après les fatigues de la marche.

Les périodes d'augment et de stade de l'œdème sont variables, mais, en tout cas, relativement courtes.

Dans quelques cas, voici la durée d'augment et de stade :

Dans six cas, la résolution commença du septième au huitième jour.

Dans deux cas, la résolution commença au dixneuvième jour.

(1) Dupeiron. Thèse de Paris, 1877.

Dans deux cas, la résolution commença au dixième jour.

Dans un cas, la résolution commença au cinquième jour.

Aspect de la peau. « La peau est généralement d'un blanc mat très remarquable. Lorsque la tension devient considérable, elle prend quelquefois un aspect lisse. Souvent se dessinent des lignes bleuâtres formées par les veines superficielles dilatées. Quand l'obstruction porte sur une veine profonde et importante, on peut apercevoir à la surface de la peau des petites veinules gorgées de sang (1). »

M. Hic, Louis, en parlant de la couleur de la peau dans l'œdème des typhiques, soutient une idée contraire. « La couleur, dit-il, de la peau est plus souvent modifiée que dans la phlegmatia puerpérale, et présente fréquemment un aspect rouge ou bleuâtre, marbré, avec des vergetures » (2).

M. Hic a pris pour une règle générale ce que presque tous les auteurs signalent comme étant une exception rare. « Par exception, dit Trousseau, le membre œdématié prend une couleur violacée : dans ce cas, on doit craindre une issue fatale. »

Troisier, Bathéry, Werner, Girardot et Veillard

(1) Troisier. Loc. cit.

(2) Hic-Louis. Thèse de Paris, 1877, p. 26.

ne pensent pas autrement. Quant à nous, il ne nous a jamais été donné de constater cette différence entre la phlegmatia de la convalescence de la dothiémentérie et celle des autres cachexies. La couleur légèrement bleuâtre qui se montre à la jambe, et surtout dans les voisinages du mollet et des malléoles, est due à la dilatation des veines superficielles qui viennent en aide au vaisseau oblitéré. Elle est, enfin, une conséquence de la circulation collatérale.

Position de la jambe. — Elle est généralement dans l'extension complète. Quelquefois on note cependant un peu de flexion sur la cuisse (Troisier). Nous avons vu un cas où la flexion était assez prononcée.

Température locale. — Il y a désaccord entre les auteurs. Raige-Delorme dit qu'il existe une élévation de température surtout à la face interne de la cuisse lésée. Monneret signale, au contraire, l'abaissement de température.

Bouchut (1) et Weil (2) disent qu'il y a toujours élévation de température au début, et un abaissement d'un à deux degrés un peu plus tard.

Pour Trousseau, on ne constaterait jamais, par

(1) Bouchut. Loc. cit.

(2) Weil. Thèse de Strasbourg, 1866.

l'application de la main, de modification thermique. Il n'admet l'abaissement de température qu'à une période avancée, et alors le pronostic serait grave.

M. Damaschino, qui a étudié cette question dans un bon nombre de maladies, a trouvé une élévation, mais rarement atteignant un degré.

Dans un malade que nous avons suivi dans le service de M. le Dr Gouraud, nos recherches furent incertaines : l'élévation ne dépassait guère deux dixièmes.

Cette élévation de température existerait dans tous les cas pour M. Troisier, et elle persisterait de six à quinze jours, des fois plus de temps encore.

Cordon veineux. — L'existence d'un cordon dur, noueux et douloureux pouvant être perçu sur le trajet des veines obstruées par le thrombus, est un des signes caractéristiques de l'œdème douloureux. Il est appréciable dès le début de la tuméfaction, et donne à la main la sensation d'une induration pâteuse sur tout le trajet des vaisseaux qui ne sont pas éloignés de la superficie, comme, par exemple, à la face interne de la cuisse, au creux poplité et à l'aisselle lorsque c'est une veine du membre thoracique qui est thrombosée.

Douleur. — Le phénomène douleur, peut être le premier à se manifester ; quelquefois il se déclare à la suite de l'œdème (Trousseau).

Cette douleur siège, par ordre de fréquence, au mollet, au pli de l'aine, dans la région inférieure de la cuisse et dans le creux poplité. Pour le membre supérieur, le siège de prédilection de la douleur est l'aissele.

Le point douloureux du mollet fait rarement défaut. M. Boudin le regarde comme un fait constant. De son côté M. Béhier dans une de ses leçons cliniques de l'Hôtel-Dieu, insiste également sur cette particularité ; il recommande de chercher avec soin ce point douloureux auquel il attache une grande valeur séméiotique. Il dit qu'il le considère en quelque sorte comme le symptôme pathognomonique de la maladie.

Ce point douloureux est situé dans les parties profondes, à l'endroit où les veines principales de la jambe se jettent dans la poplitée. On le constate facilement par la pression digitale, ou bien en embrassant à pleine main la région du mollet.

Outre ces points douloureux qui s'exaspèrent par la pression, il existe presque toujours des douleurs générales qui siègent dans tout le membre. Chez les uns elles sont continues, sourdes ; chez d'autres elles sont lancinantes : les malades se plaignent aussi, parfois, d'engourdissement, de pesanteur excessive du membre, de fourmillements incommodes.

D'après Trousseau, il y aurait certains cas caractérisés par une sensibilité cutanée exagérée, d'autres fois il a vu au contraire l'anesthésie. Boudin a fait des recherches dans ce sens et a toujours trouvé une diminution de la sensibilité : dans un seul cas il a constaté de l'hyperesthésie (1).

Nous possédons deux observations personnelles dans lesquelles le phénomène d'hyperesthésie était manifeste.

Legroux (2) signale parmi les effets de la coagulation veineuse la paralysie des muscles de la région correspondante ; cet accident surviendrait quelquefois, selon lui, d'une manière presque subite, sans que la douleur qui manque souvent, ajoute-t-il, puisse l'expliquer.

Immobilité du membre. — L'immobilité du membre est règle générale : elle peut être plus ou moins accentuée cependant.

Certains auteurs ont vu dans ce phénomène quelque chose comme une légère paralysie. M. Jaccoud croit au contraire qu'il est dû plutôt à un résultat instinctif causé par la douleur ainsi que par la gêne mécanique due à la tuméfaction des parties.

(1) Cité par le Dr Troisier. Loc. cit.
(2) Cité par le Dr Bucquoi. Th. d'agrég. de 1863.

SIÈGE DE LA PHLEGMATIA ALBA DOLENS
DANS LA FIÈVRE TYPHOÏDE.

Les œdèmes partiels, dit Magnus Hurs, surviennent principalement aux extrémités inférieures, souvent d'un seul côté, rarement des deux côtés à la fois. Nous n'avons qu'une observation de ce dernier genre et encore l'œdème finit par se localiser à gauche.

Gigon (d'Angoulême) rapporte trois cas de phlegmatia ayant siégé aux membres inférieurs, deux aux membres supérieurs, ou à la face : dans ce dernier fait, l'autopsie n'a pas été faite (1).

M. Ch. Leroux a publié une observation de phlegmatia alba dolens typhique dans laquelle la coagulation veineuse s'était développée primitivement au niveau des veines fessières et sciatiques comprises dans un eschare de la région sacrée : de ces veines on a pu, à l'autopsie, suivre le caillot dans l'hypogastrique (2).

Bouchard signale un cas de phlegmatia du bras droit, et un autre cas dans lequel l'œdème a commencé par le bras droit, puis envahit le bras gauche, et puis les membres inférieurs (3).

(1) Cité par Werner. Th. de 1860.

(2) Ch. Leroux. Bull. de la Soc. anat., Paris, 1877.

(3) Bouchard. Loc. cit.

Dr Vidal, lui aussi, a vu un œdème douloureux dont le point de départ a été la veine spermatique. Thomas Cole (de Londres) cite un fait de thrombose de la veine innominée.

« En quelques circonstances, dit Trousseau, ces épanchements partiels occupent le membre supérieur; on les a vus siéger à la face, et même être bornés à un seul côté du visage, comme M Virchow en a rapporté un cas: ici l'oblitération se liait à un thrombus de la veine jugulaire iuterne. »

Tous ces faits ne font qu'une exception à la règle; et Trousseau, lui-même, est le premier à dire que ce genre d'accident se montre le plus souvent aux extrémités abdominales, et surtout à gauche.

M. le professeur Baccelli, qui nous a honoré de quelques renseignements sur la fréquence, le pronostic et le siège de l'œdème douloureux en Italie, nous dit ceci. « Plusieurs fois, j'ai rencontré dans ma clinique et dans mes consultations en ville, dans les fièvres typhoïdes, la *phlegmatia alba dolens*, et toujours à gauche ». Dans douze observations que le savant ministre de l'instruction publique d'Italie dit avoir soigneusement rédigées, la phlegmatia était produite par l'oblitération de la crurale gauche. Le tableau suivant, formé par tous les cas que nous avons pu recueillir, ne laisse aucun doute sur ce fait.

Tableau indiquant le siège de la phlegmatia dans la dothiénentérie.

UTEURS	OBSER-VA-TIONS.	SIÈGE DE L'ŒDÈME.
Bouillaud.	1	Jambe gauche (crurale).
Bouchut.	1	— —
Trousseau.	2	— —
Tambareau.	2	— —
Werner.	1	— —
Betke.	24	17 fois jambe gauche, 5 fois droite, 18 crurale. 5 saphène, 1 poplitée.
Murchison.	17	14 jambe gauche, 1 droite, 2 doubles (crurale).
Girardot.	2	1 jambe gauche, 1 droite (crurale)
Dumontpallier.	1	Jambe gauche (crurale).
Chouppe.	2	1 droite, 1 double (crurale).
Vidal.	1	Veine spermatique.
Thomas Cole.	1	Veine innominée
Dupeiron.	1	Jambe gauche (crurale).
Hic Louis.	3	2 à gauche (crurale).
Bouchard.	2	1° le bras droit : 2° les quatre membres en partant du bras droit.
Carreau.	1	Jambe gauche (crurale).
Sorel.	2	— —
Veillard.	6	2 jambe gauche, 3 droite, 1 double, 5 crurale, 1 poplitée.
Baccelli.	12	Jambe gauche (crurale).
Personnelle.	1	Jambe gauche, puis droite plus tard (crurale).
M. Coudoleau.	3	jambe gauche 2, 1 à droite (crurale).
Personnelle.	2	jambe gauche (crurale), plus tard saphène interne.

DE LA FRÉQUENCE DE LA PHLEGMATIA ALBA DOLENS DANS LA FIÈVRE TYPHOÏDE.

Lorsque, en 1846, Trousseau publiait sa première observation de phlegmatia alba dolens, dans la convalescence de la fièvre typhoïde, cet accident était alors considéré comme très rare. « Le cas suivant est donc intéressant, ajoutait-il; par sa rareté il peut s'ajouter utilement au petit nombre que possède la science. »

Peu de temps plus tard, il constatait une complication semblable chez une personne de sa famille.

Trousseau avait alors raison de parler ainsi; car la phlegmatia dans la dothiénentérie n'avait été signalée, avant lui (rigoureusement parlant), que par Bouillaud (une observation), et puis, plus tard, par Bouchut en 1845 (une autre observation). Dans l'espace de temps compris entre l'observation de Bouillaud et celle de Bouchut, cet accident est signalé, c'est vrai, dans la convalescence de certaines fièvres de longue durée et à forme adynamique; mais on ne trouve, à vrai dire, des observations assez cathégoriques pour qu'on les puisse invoquer à titre d'argument sérieux (Dupeiron, Veillard).

Après Trousseau, cette complication commença à se faire voir plus fréquemment; du moins elle fut signalée plus souvent; car Virchow en rapportait déjà, en 1857, deux cas inédits, et à partir de cette même année jusqu'à la fin de 1861, six nouvelles observations vinrent rejoindre celles que nous connaissons déjà. Chaque année a compté ses victimes.

De 1870 à 1875, nous trouvons que la phlegmatia a été signalée dans la convalescence de la fièvre typhoïde, quarante-quatre fois ! Vingt-quatre observations furent rapportées par le Dr Betke dans une thèse soutenue à Berlin, seize par Murchison qui dit avoir toujours trouvé cet accident au moins chez 1 p. 100 des dothiénentériques qu'il a soignés. Les quatre autres observations sont dues à Girardot, Martineau et Colin.

Dans la seule année de 1877, nous avons pu recueillir 9 cas nouveaux d'œdème douloureux typhique ; ce qui constitue déjà une notable augmentation sur les années postérieures.

Dans cette même année, Chouppe écrivait, dans la *Gazette des hôpitaux*, qu'en dépouillant les observations de fièvre typhoïde qu'il avait recueillies en cinq ans, il avait pu réunir 8 à 10 cas de phlegmatia alba dolens, ce qui tendait à prouver que ce n'était pas là une complication absolument rare de cette maladie.

Avant Chouppe, Gigon (d'Angoulême) avait déjà insisté sur cette fréquence surtout, disait-il, lorsqu'il existait un foyer épidémique. Citons encore à ce propos Bucquoi et Colin.

De l'année de 1878 à l'année de 1882, plusieurs observations nouvelles sont venues augmenter le nombre déjà considérable que nous avons signalé jusqu'ici. On compte dans l'espace de ces quatre ans 45 cas d'œdème douloureux venant compliquer la convalescence de la dothiénentérie. M. le Dr Duguet m'a assuré avoir vu dans son service à l'hôpital Lariboisière non moins de 15 cas de phlegmatia chez les convalescents de fièvre typhoïde. A l'hôpital St-Antoine, sur 85 malades entrés dès le commencement de l'épidémie jusqu'à ce jour dans le service de M. le Dr Gouraud, 4 ont eu des thromboses. Nous rapportons ces 4 observations, dont 3 nous furent communiquées par notre ami J. Condoléon, alors interne au susdit hôpital, et une est personnelle. Nous avons encore deux autres observations personnelles, l'une prise dans le service de M. le Dr Legroux, professeur agrégé, et une autre dans le service de M. le Dr Duguet (hôpital Lariboisière). Signalons en outre 12 observations inédites, qui me furent communiquées par le professeur Baccelli (de Rome), 6 que nous avons trouvées dans la thèse du Dr Veillard, 2 empruntées à un mémoire du Dr Sorel (1880), et deux autres tirées de la thèse de Bouchard.

Maintenant, si nous réunissons en bloc toutes les observations de ces diverses années, nous aurons un total de 97 cas de phlegmatia alba dolens venant compliquer la convalescence de la dothiénentérie, ce qui prouve en somme que cet accident est loin d'être rare, comme le soutient encore, en 1877, M. Hic (Louis) et Veillard en 1881.

Avant de terminer ce chapitre sur la fréquence de la phlegmatia alba dolens dans la fièvre typhoïde, nous tenons à faire observer, comme l'ont déjà fait Gigon (d'Angoulême), Colin, Martineau et Sorel, que cet accident semble se montrer de préférence plus fréquent dans certaines épidémies que dans d'autres. Ainsi, en 1860, Gigon, pendant une épidémie assez forte, n'a remarqué cet accident que trois fois dans la fièvre typhoïde. En 1875, Dupeiron n'apporte qu'une observation inédite : il y avait cependant foyer épidémique.

En 1877, par contre, cette complication a été assez fréquente. Dans l'épidémie qui régnait à Paris cette année-là, on l'observa 9 fois (Dumontpallier, Chouppe, Hic (Louis).

En 1878, Bouchard, qui a fait sa thèse sur une épidémie qui régnait alors dans un hôpital d'enfants à Paris, ne signale que deux cas.

Nous arrivons à 1881 ; la fièvre typhoïde était fréquente à Paris : la phlegmatia est signalée six fois par Veillard.

En 1880, le Dr Sorel, dans un rapport fait sur une épidémie de fièvre typhoïde en Algérie, n'a signalé que deux cas d'œdème douloureux.

Enfin en 1882 (dernière épidémie), comme nous avons vu plus haut, cet accident s'est montré si fréquemment, il a été si en rapport avec le nombre des malades, victimes du poison typhique, que nous nous demandons, sans oser l'affirmer cependant, si ce poison n'a pas été pour quelque chose dans ces thromboses particulières. Nos doutes ne nous semblent pas très illégitimes, car nous avons vu dans bien des cas, et nous apportons des observations concluantes dans lesquelles la phlegmatia n'était pas en rapport avec la longueur de la fièvre et la cachexie résultante. Notre manière de voir serait d'autant moins illogique qu'on a déjà remarqué : à savoir, que pendant que la fièvre typhoïde existe, les phlegmatias des femmes en couches semblent se montrer plus fréquemment. Quoi qu'i en soit, le nombre des phlegmatias dans cette dernière épidémie a été très élevé. Seulement, à l'hôpital Lariboisière (nous ne comptons pas les cas qui se sont montrés dans le service de M. Constantin Paul), l'œdème douloureux a été observé 15 fois par M. le Dr Duguet. A Saint-Antoine, 4 fois par M. le Dr Gouraud. L'hôpital Laënnec ne nous a fourni qu'un seul cas. La différence qui existe entre la rareté de cet accident à l'hôpital Laënnec, et le grand nombre de l'hôpital Lariboisière, semble être en rapport avec le grand nombre de malades qu'a eues M. Duguet. (Il est vrai, dit-il, qu'il m'est arrivé d'avoir à soigner simultanément, dans mes deux salles, jusqu'à 80 malades atteints de fièvre typhoïde (1).

Nous avons parlé des cas d'œdème douloureux, observés dans le service de M. Constantin Paul : nous venons de trouver le Dr C. Paul, qui nous a assuré avoir eu beaucoup de phlegmatias ; mal-

(1) Du muguet primitif de la gorge, extrait de la France médicale.

heureusement son interne ayant fini son temps, et étant absent de Paris, nous n'avons pas pu avoir des renseignements précis sur le nombre. Nous remercions M. le Dr Constantin Paul de la manière toute bienveillante dont il nous a reçu dans son service.

DU PRONOSTIC DE LA PHLEGMATIA DANS LA CONVALESCENCE DE LA FIÈVRE TYPHOIDE.

La phlegmatia alba dolens apparaissant tout à coup dans la convalescence de la fièvre typhoïde, sans autre complication, est loin d'inspirer les craintes que donne ce même accident dans une période avancée de la tuberculose, des maladies cardiaques et cancéreuses, ou dans le cours de certaines affections rénales.

Chez la première, le sang se reconstituera très vite sous l'influence d'un traitement tonique et fortifiant ; les caillots se résorberont sur place moyennant une position convenable du membre thrombosé et le repos abolu ; enfin les tendances aux coagulations spontanées qui dépendaient, ici, d'un état cachectique créé par la longue durée de la fièvre, cesseront peu à peu avec l'absence des causes, et finiront par disparaître avec elles.

Chez les autres, au contraire, la gravité de la phlegmatia est intimement liée à la gravité de l'état général qui, lui à son tour, est causé par des affections d'une nature rebelle et chronique, qui au lieu de diminuer persistent ou font toujours des nouveaux progrès.

L'accident le plus à redouter comme étant possible d'aggraver le pronostic de la phlegmatia dans toutes les affections cachectisantes est sans contredit *l'embolie pulmonaire*. Or, l'embolie pulmonaire dans l'œdème douloureux des dothiénentériques est tellement rare, a été signalée si rarement, que depuis 1857 nous n'avons pu trouver un seul cas.

Cependant la phlegmatia, sans compter les observations de Trousseau, a compliqué 118 fois le décours de la fièvre typhoïde!

Les trois observations d'embolie pulmonaire que nous signalons dans notre travail sont rapportées par Bouchut (1845) et par Virchow (1857, 2 observations). C'est là tout ce que nous avons pu trouver de fâcheux pour le pronostic de la phlegmatia des typhiques. Et encore faut-il savoir dans quelles circonstances ces embolies se sont produites. N'y a-t-il pas eu quelque imprudence de la part des malades; a-t-on veillé avec soin à ce que le membre thrombosé fût immobile et protégé des secousses extérieures; n'a-t-on pas permis au malade de se lever avant le temps qu'indique la prudence dans pareil cas?

Il est évident que le pronostic d'une maladie,

toutes choses égales d'ailleurs, doit être en quelque chose subordonné au traitement et aux précautions que chaque cas demande du médecin ou de ceux qui sont préposés à lui venir en aide.

Certaines affections, par elles-mêmes d'une bénignité incontestable, ont pu, dans certaines circonstances imprévues, se revêtir d'un aspect assez grave pour faire craindre une issue fatale et amener même la mort. Il a suffi pour cela d'une simple imprudence ou d'un peu de négligence dans la façon de se soigner.

La même chose peut arriver pour la phlegmatia de la fièvre typhoïde, si le membre malade n'est pas tenu dans une immobilité convenable, car alors un mouvement brusque ou une secousse quelconque peut donner lieu au détachement d'une partie du thrombus et occasionner l'embolie, ou encore si l'état général de cachexie qui a déterminé la coagulation sanguine n'est énergiquement combattu par les moyens reconstituants indiqués dans ce cas.

Il n'y a pas de règle sans exception ; seulement les exceptions ici sont extrêmement rares.

Ce qui prouve que le traitement a une influence certaine sur le pronostic des coagulations marastiques de la dernière période de la fièvre typhoïde, est que depuis bien longtemps, dans les hôpitaux de Paris, il n'a pas été signalé un seul cas d'embolie pulmonaire à la suite de cet accident.

Les trois observations donc rapportées par Bouchut et Virchow ne peuvent d'aucune façon iufirmer ma proposition, qui du reste est partagée par bon nombre d'auteurs qui se sont entretenus sur ce sujet, proposition que j'appuie d'une grande quantité de faits. « Je n'ai jamais vu dans le typhus, dit Magnus Huss, que l'œdème douloureux eût quelque signification dangereuse. Il disparaît par la formation d'une circulation collatérale. »

« Son pronostic est bénin, dit Girardot en parlant de ce même accident ; le plus souvent il guérit au bout de deux à trois septénaires : quelquefois pourtant les malades portent pendant quelque temps, des mois, un œdème limité autour des malléoles, un peu de gêne dans la marche causée par un résidu de paresse du membre. »

« Si l'on voit l'œdème douloureux, dit Veillard, survenir brusquement à la suite d'une fièvre typhoïde légère, on pourra espérer la guérison rapide : cette complication aura toujours cependant le fâcheux inconvénient d'exiger le repos au lit pendant plusieurs semaines, et de retarder ainsi le rétablissement. »

Berthet est, lui aussi, pour la bénignité du pronostic; seulement il recommande, comme nous l'avons fait au commencement de ce chapitre, et la prudence et le repos.

Venons aux faits.

Betke sur 24 cas de thrombose ne signale que

trois qui succcombèrent à la suite de l'état de marasme laissé par la longueur de la fièvre : 21 guérirent.

Murchisson, sur 17 cas semblables, signale 3 morts et il ajoute : « Chez un, la mort était due à l'hémorrhagie intestinale et à un épanchement dans la plèvre; dans un second cas ; elle était causée par des eschares multiples; le troisième, qui eut de l'ictère, de l'albuminurie et qui avait un cœur faible, mourut six mois après le commencement de la fièvre. »

M. le professeur Baccelli (de Rome) dit qu'il a toujours vu la phlegmatia dans la dothiénentérie sans sérieuse gravité. « En effet, écrit-il, je possède 12 observations cliniques soigneusement rédigées dans lesquelles il y a eu cet accident et les malades sont tous guéris » (1).

M. le Dr Duguet, pendant cette dermière épidémie, m'a-t-il assuré, a eu non moins de 15 cas de phlegmatia, dans la dernière période de la fièvre typhoïde; tous les malades sont partis complètement guéris.

Dans le service de M. le Dr Gouraud, aussi pendant l'épidémie dernière, moi et son interne mon ami Condoléon, en dépouillant les observations de fièvre typhoïde, nous avons trouvé 4 cas de phleg-

(1) Communiqué par lettre (3 janvier 1883).

matia pour 85 dothiénenthériques : tous ses malades partirent complètement guéris.

Ajoutons, à ces observations, deux cas qui me sont personnels et 30 autres que nous avons pu trouver depuis Trousseau jusqu'en 1881 (th. de Veillard), et nous aurons 96 cas de phlegmatia alba dolens de la fièvre typhoïde, dont l'issue a été toujours favorable.

Je ne crois pas que l'on puisse mettre sur le compte de l'œdème douloureux ces quelques cas fâcheux rapportés par Betke et Murchisson : ici la mort, il me semble, est intimement liée à des complications étrangères à ce même accident, complications qui à elles seules étaient plus que suffisantes pour amener une issue fatale. Aussi on est tout étonné des conclusions sévères pour le pronostic de cette complication que l'on trouve dans la thèse de M. Hic Louis, qui a pour titre : *La phlegmatia alba dolens dans la fièvre typhoïde*. Nous donnons en résumé les trois observations fâcheuses sur lesquelles se fonde la gravité du pronostic du Dr Hic.

Première observation (empruntée à Leroux, *Gaz. méd.* du 10 février). — Femme maigre et chétive. Au douzième jour de sa fièvre typhoïde, on constate une eschare de la région sacrée qui, au vingt-deuxième jour, mettait à nu le sacrum. A partir de ce moment, l'amaigrissement est plus marqué, les yeux s'excavent, les traits se tirent, les lèvres, la langue et les dents se couvrent de fuliginosités épaisses ; l'état adynamique est donc profond.

Au vingt-sixième jour apparaît l'œdème du membre abdominal gauche, puis, deux jours après, celui du membre droit.

Au vingt-neuvième jour, la face interne des deux genoux présente une coloration violacée particulière. Le lendemain, on constate des plaques de gangrène humide. Le malade meurt au trentième jour.

Deuxième observation, de M. Hic. — Phlegmatia alba dolens dans le décours de la dothiénenterie. Eschare au pli de l'aine assez profonde, douleurs abdominales vives, hoquet, vomissements porracés, dyspnée, pouls filiforme. Ictère : les douleurs abdominales continuent ; on diagnostique un abcès du foie. La malade succombe. (A l'autopsie, on trouve des foyers purulents dans le foie, hydrothorax, traces de métro-péritonite.)

Troisième observation, de M. Hic. — Enfant d'une constitution délicate. A eu une rechute de fièvre typhoïde (la température est de 39° le matin, 40°, le soir). Survient à la lèvre supérieure gauche un abcès anthracoïde d'où part une traînée rougeâtre qui se dirige vers le grand angle de l'œil. La face, le cou, le bras et l'avant-bras gauche sont œdématiés ainsi que l'épaule droite.

Le lendemain, l'avant-bras et l'épaule droite prennent une teinte rouge ; la peau se décolle à l'avant-bras... Survient une éruption pyhoémique sur les membres à la partie antérieure du tronc... L'enfant meurt. (L'autopsie n'a pas été faite.)

Suivent deux autres observations terminées par la guérison.

D'après ces trois observations fatales, où la phlegmatia a été la plus bénigne des complications (si l'on peut diagnostiquer cet accident dans la troisième dans laquelle l'autopsie n'a pas été faite), M. Hic conclut :

« Le pronostic est grave.. Il est surtout assombri par cette circonstance, que c'est principalement à la suite de fièvres typhoïdes graves que l'on voit apparaître ces *phlébites* au moment où tout l'organisme est considérablement affaibli » (1).

Quant à ce que soutient le Dr Hic, à savoir, que la phlegmatia apparaît principalement dans le décours des fièvres typhoïdes graves (ce qui pour lui assombrit encore davantage le pronostic), nous répondrons que ce n'est pas là une règle générale; puisque, parmi nos observations, nous en avons au moins 12 dans lesquelles cet accident s'est montré après une fièvre bénigne et d'une petite durée.

Les observations donc de M. Hic sont complètement insuffisantes; et l'issue fatale de chacune est plutôt subordonnée aux complications d'artérite, d'abcès du foie, de métro-péritonite et des eschares, qu'au simple accident de la phlegmatia.

Aussi je laisse de côté une observation de Dumontpallier, et une autre rapportée par Carreau. Dans ces deux cas, l'eschare avait mis à nu le sacrum, et en outre, pour ce qui touche l'observation de Carreau, il dit, lui-même, que le malade a succombé après quatre mois de maladie, avec thrombose veineuse des membres inférieurs, avec la présence d'eschares multiples.

J'ai donc droit de conclure, appuyé sur mes 96 cas

(1) Hic Louis Thèse de 1877, p. 29 (Paris).

de guérison, que la phlegmatia de la convalescence de la fièvre typhoïde, lorsqu'elle n'est pas suivie d'autres complications, lorsqu'elle est simple, comme le dit Grisolle, ne présente aucun indice de gravité. Son pronostic est donc bénin.

TRAITEMENT.

Il faut chercher à relever les forces débilitées du malade par des toniques et un régime analeptique et fortifiant ; donner au membre malade une position élevée de manière à aider la circulation gênée. Il sera bon de tenir le membre enveloppé lâchement avec de l'ouate. Les douleurs lancinantes seront calmées au moyen de légères frictions avec de l'huile chloroformée. Dans certains cas, un vésicatoire tout le long de la veine obstruée a produit un effet excellent. Avec ce moyen que j'ai vu employer par notre maître M. le Dr Legroux, dans l'espace de trois jours, la veine était complètement dégagée. (Voir deuxième observation.) L'immobilité du membre est chose de première nécessité; aussi nous proscrivons l'usage des bains. Toute compression semble inutile, attendu que les veines superficielles ont besoin d'être dégagées et libres pour suppléer la circulation empêchée par le thrombus qui ferme la veine profonde. Il faut que de toute façon cette circulation complémentaire ne soit pas troublée.

CONCLUSIONS.

De l'étude à laquelle nous venons de nous livrer, nous nous croyons en droit de formuler les conclusions suivantes :

1° La phlegmatia alba dolens n'est pas une complication relativement fréquente de la convalescence de la fièvre typhoïde.

2° Son pronostic, lorsqu'elle est simple, n'a rien d'alarmant pour le malade.

3° Que la phlegmatia n'est pas toujours en rapport avec la gravité et la longueur de la maladie.

Paris. — A. PARENT, imp. de la Fac. de médec., rue M.-le-Prince, 31.
A. DAVY, successeur.

www.ingramcontent.com/pod-product-compliance
Ingram Content Group UK Ltd.
Pitfield, Milton Keynes, MK11 3LW, UK
UKHW012247240726
13966UKWH00004B/1343